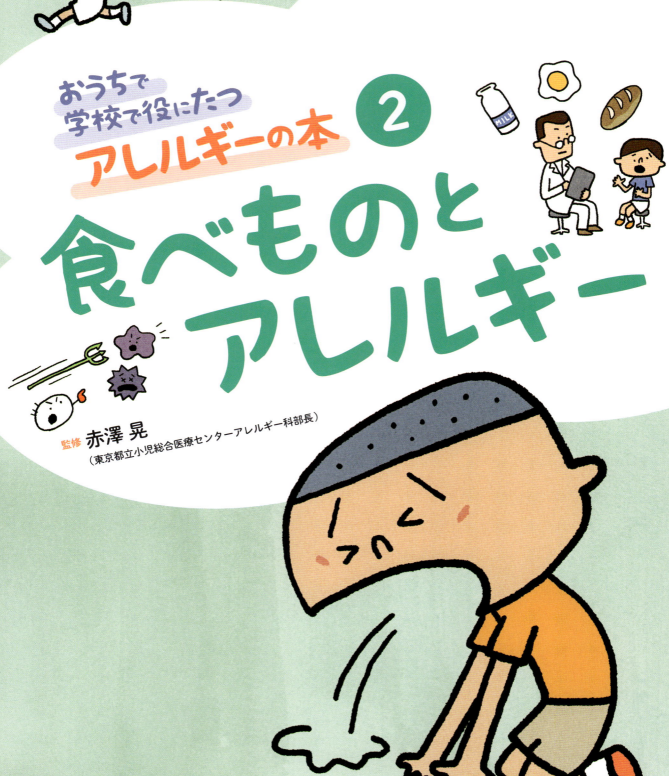

おうちで学校で役にたつ
アレルギーの本 ②

食べものとアレルギー

監修 赤澤 晃
（東京都立小児総合医療センターアレルギー科部長）

WAVE出版

もくじ

食べものを食べるということ ……… 4
- 食べものと栄養
- 食べものの流れ
- 食べものが害になる？

食物アレルギーって、なに？ ……… 6
- 食物アレルギーはこうやっておこる！

食物アレルギーになるとどうなるの？ ……… 8
- 皮ふ
- 目や鼻、口、顔
- おなか
- 呼吸
- 食べもののアレルギーがある人って、多いの？

食物アレルギーの原因になりやすい食べもの ……… 10

変身する食べもの ……… 12
- 卵が入っている食べものはどれ？

食品表示 ……… 14
- 食品表示を見てみよう！

食べものを食べて、「なんだかヘンだな」と感じたら ……… 16
- 食べてはいけないものの決め方

アレルギーの症状が出てしまったら、どうすればいい？ ……… 18
- 症状が軽い場合
- 症状が重い場合
- きんきゅうの場合

たいへん！ アナフィラキシーだ！ ……… 20
- まわりにいる人たちができること
- 救急車のよび方

命を守るエピペン ……… 22
- エピペンのだいじなルール
- エピペンを使う？　使わない？
- エピペンを使ったら、どうなるの？
- 緊急時対応マニュアル

食物アレルギーの子が気をつけること ……… 24
- アレルギーのある子は、こんなときも気をつけよう
- 【コラム】　食物アレルギー緊急時カードをもちあるこう

お友だちが食物アレルギーだったら… ……… 26
- アレルギーの原因になる食べものを、うっかり食べないよう、いっしょに気をつけてあげよう
- あじみや、おかわりを無理にすすめない
- こんなときは、おとなにかくにん！「わからない」ときは、無理にすすめない

アレルギー Q&A ……… 28
食物アレルギーは、おとなになったら、なおるってホント？
給食のあとの体育の授業中にぐあいがわるくなったのは、どうして？
アップルパイは平気なのに、どうしてりんごを食べたら口の中がピリピリするの？

おかあさん＆おとうさん、学校の先生など、おとなのみなさんへ ……… 30

食べものを食べるということ

わたしたちは毎日食べものを食べています。
食べものを食べるのは、生きていくのに必要なこと。
わたしたちは、食べものから栄養をもらって、体をつくり、また、体を動かしたり、
頭を使って考えたりするエネルギーを生みだしているのです。

● 食べものと栄養

食べものにはいろいろな
栄養が入っています。
栄養の働きはおもに3つ。

1. 体をつくる
2. 体を動かす
3. 体の調子をととのえる

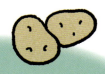
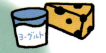

栄養が足りないと、体が大きくならなかったり、運動する力がなくなったり、
頭が働かなくなったり、病気にかかりやすくなったりと、
さまざまな問題がおきてしまいます。
栄養をとるには、食べものを食べなくてはいけません。
だから、食べものはわたしたちにとって、
とても大切なものなのです。

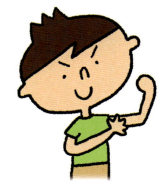
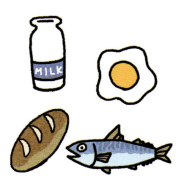

食べものの流れ

食べものを食べると、どんなふうにして体の栄養になっていくのでしょうか。

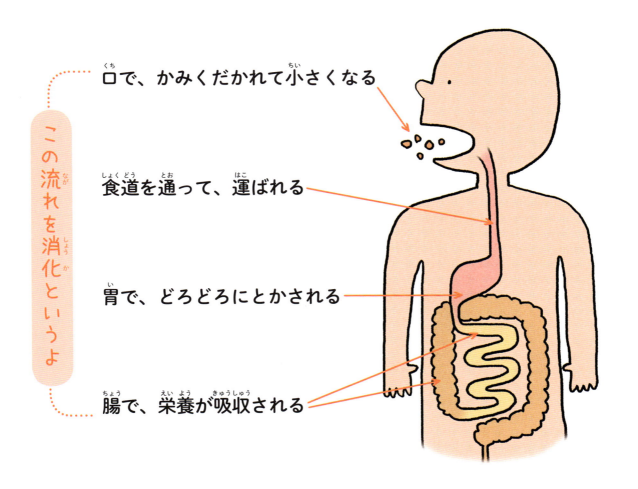

- 口で、かみくだかれて小さくなる
- 食道を通って、運ばれる
- 胃で、どろどろにとかされる
- 腸で、栄養が吸収される

この流れを消化というよ

腸で吸収された栄養は、血液にのって全身に送られていきます。

食べものが害になる？

食べものは人間にとってとてもだいじですが、害になることもあります。
たとえば、塩や砂糖をとりすぎたり、油をとりすぎたりすると、
病気になる場合もあるのです。
食べものが原因でなる病気のひとつが、食物アレルギーです。

食物アレルギーって、なに？

わたしたちの体には、ウイルスや細菌など、外から入ってきた悪者から体を守る、免疫というしくみがあります。

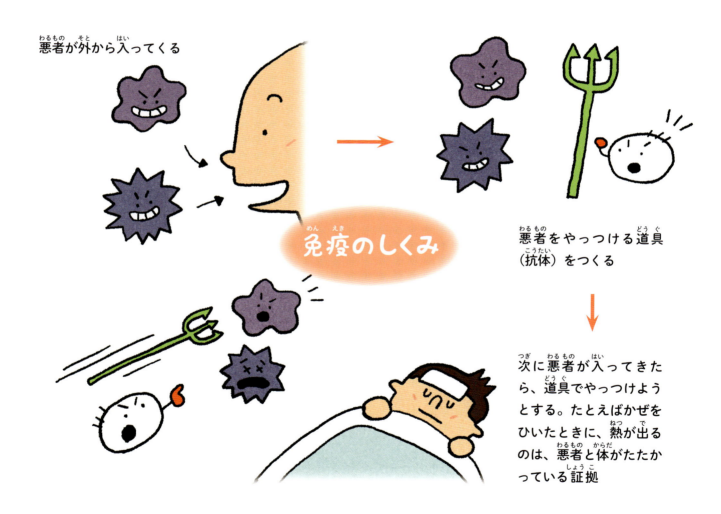

悪者が外から入ってくる

免疫のしくみ

悪者をやっつける道具（抗体）をつくる

次に悪者が入ってきたら、道具でやっつけようとする。たとえばかぜをひいたときに、熱が出るのは、悪者と体がたたかっている証拠

食べものも、ウイルスや細菌と同じく、外から体の中に入ってくるものですが、体に悪さをすることはありません。
でも、免疫というしくみが、食べものを悪者だとかんちがいしてしまうことがあります。そうすると、食物アレルギーになるのです。

食物アレルギーはこうやっておこる!

牛乳の場合

牛乳が、体の中に入る。ふつうはなんともないはずだけれど……

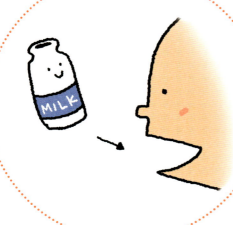

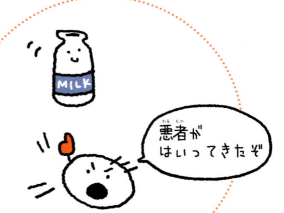

「悪者がはいってきたぞ」

免疫が、悪者が入ってきたとかんちがいしてしまうと、敵を攻撃するための武器をつくるように、命令を出す

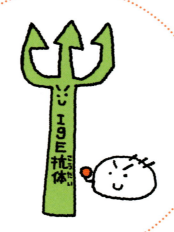

敵を攻撃するための武器（IgE抗体）がつくられ、攻撃の準備をする

次に、牛乳が体の中に入ってきたとき……

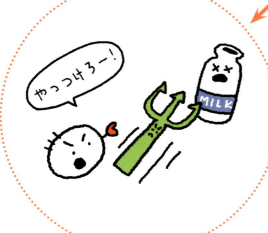

「やっつけろー！」

武器（IgE抗体）が、やっつけようとする

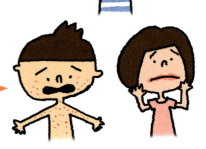

いろいろなアレルギー症状が出る

食物アレルギーになるとどうなるの？

食物アレルギーでは、ある決まった食べものを食べたあと、早い場合は数分で、おそい場合でも、食べたあと2時間ぐらいまでのあいだに、次のようなアレルギー症状が出ます。症状は皮ふだけに出ることもあるし、おなかにも呼吸にも出ることがあります。そのときによって、いろいろな出方をするのです。

皮ふ
皮ふがかゆくなったり、赤くなったり、じんましんが出る

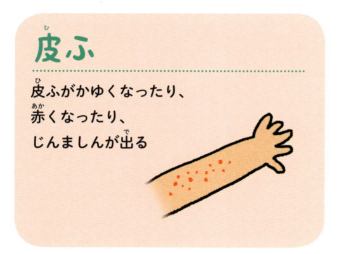

目や鼻、口、顔
目がかゆくなったり、鼻水が出たり、口やのどがイガイガしたりする

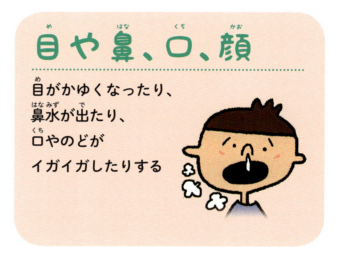

おなか
気持ち悪くなったり、おなかが痛くなったりする

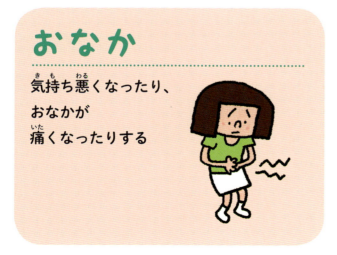

呼吸
呼吸が苦しくなったり、せきが出たりする

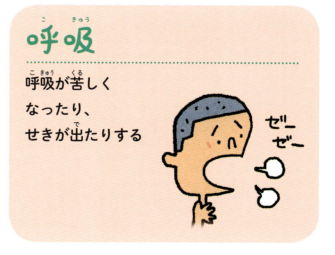

＊ひどいときは、ぐったりしたり、動けなくなったり、意識をうしなったりします。

食べもののアレルギーがある人って、多いの？

小学生が100人いると、そのうちの5人〜10人ぐらいは、食物アレルギーがあるといわれています。

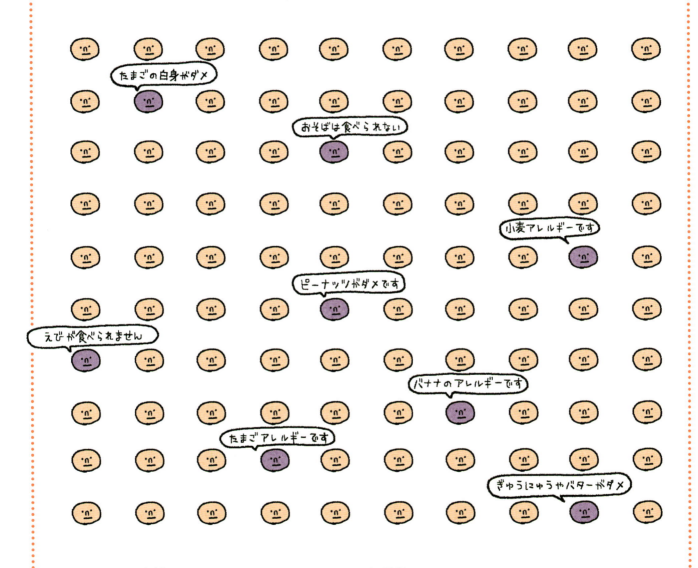

食物アレルギーは、だれでもなる可能性があるのです。
どんな食べものを食べると、どんなアレルギー症状が出るかは、
人によって、年れいによって、ちがいます。

食物アレルギーの原因になりやすい食べもの

食物アレルギーの原因になる食べものの代表選手を、ならべてみました。もちろん、これで全部ではありません。ここに入っていない食べもので、アレルギーになる人もいます。

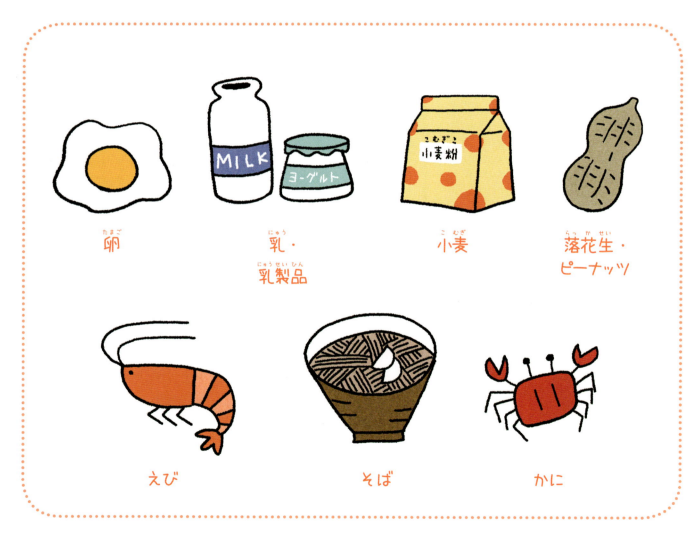

卵　　乳・乳製品　　小麦　　落花生・ピーナッツ

えび　　そば　　かに

ここにあげているような、たくさんの人がもっているアレルギーの原因（アレルゲン）になる食べものや、たいへんな症状が出てしまうアレルゲンの食べものを使っている商品・食べものには、ふくろや容器などに「○○が入っています」と書く決まりになっています。

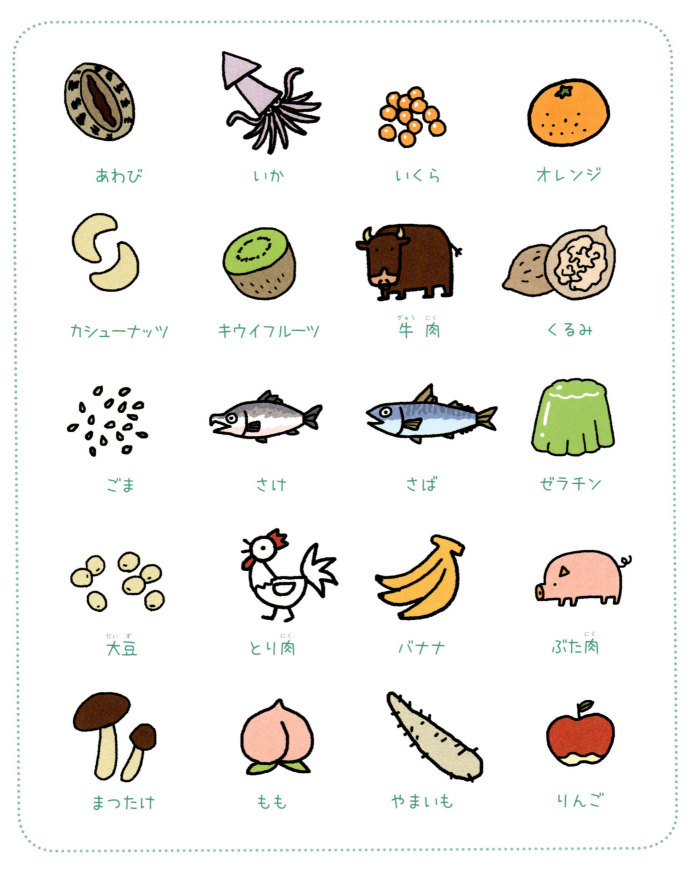

上の食べものもアレルゲンになりやすい食べものです。

変身する食べもの

食事をするとき、わたしたちはお料理された食べものを食べていますね。
料理されるとき、食べものは、小さく切られたり、とかされたり、
まぜあわされたりして、姿を変えます。

たとえば、卵。卵はいろいろな姿に変身します。卵焼きだったらわかりやすいですが、
ハンバーグやエビフライ、チャーハン、クッキー、ケーキ……
卵はいろいろなものに入っているのです。
牛乳だって同じです。牛乳も、シチューやアイスクリーム、ケーキ、クッキー、
パンなどにまざっています。食べものの外だけ見ても、わかりにくいのです。

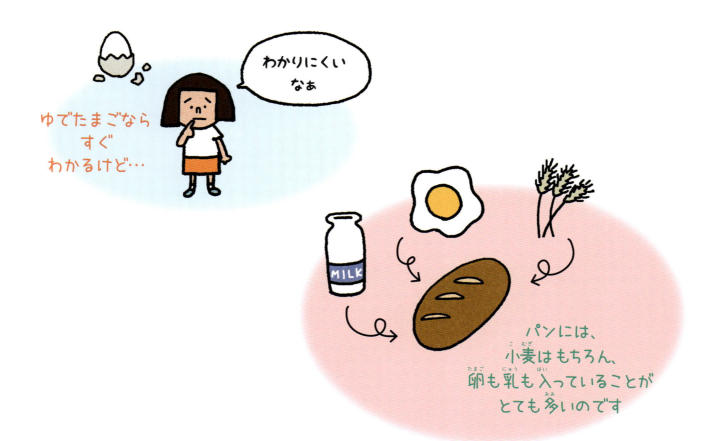

ゆでたまごなら すぐ わかるけど…

わかりにくい なぁ

パンには、小麦はもちろん、卵も乳も入っていることがとても多いのです

卵が入っている食べものはどれ？

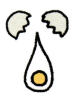

日付	こんだてめい	おもなざいりょう		
		血や肉になる	力や熱のもとになる	体の調子をととのえる
8日(火)	ごはん ぎゅうにゅう マカロニサラダ えびしゅうまい みそしる りんご	ぎゅうにゅう えびすりみ ハム あぶらあげ やきどうふ	ごはん マカロニ マヨネーズ こむぎこ デザート	きゅうり にんじん キャベツ だいこん たまねぎ りんご
9日(水)	ごはん ぎゅうにゅう ハンバーグ やさいいため すましじる	ぎゅうにゅう とりにく ぶたにく かまぼこ	ごはん	たまねぎ こまつな にんじん ながねぎ ぶなしめじ いとこんにゃく
10日(木)	バターロール ぎゅうにゅう しめじスパゲティ クリームシチュー はくとうかん	ぎゅうにゅう とりにく ベーコン	バターロール スパゲティ じゃがいも	にんじん たまねぎ パセリ マッシュルーム キャベツ はくとう ぶなしめじ コーン
11日(金)	ごはん ぎゅうにゅう はるさめサラダ べにさけチーズフライ みそかきたまじる	ぎゅうにゅう べにさけ チーズ くきわかめ たまご	ごはん はるさめ ごま こむぎこ パンこ あぶら	にんじん きゅうり カリフラワー はくさい たまねぎ ながねぎ
14日(月)	ごはん ぎゅうにゅう やさいのピーナッツあえ にくだんご みそしる	ぎゅうにゅう とりにく ぶたにく ゆば	ごはん ピーナッツ	キャベツ ほうれんそう なす にんじん エノキダケ たまねぎ ごぼう れんこん たけのこ
15日(火)	むぎごはん ぎゅうにゅう たまごやき ごぼうサラダ すきやきふうにこみ ふりかけ	ぎゅうにゅう たまご ぶたにく のり とうふ	ごはん ごま マヨネーズ	たまねぎ にんじん しいたけ
16日(水)	ごはん ぎゅうにゅう さんまのにつけ にくじゃが なめこじる バナナ	ぎゅうにゅう さんま ぶたにく	ごはん じゃがいも	にんじん たまねぎ しいたけ いとこんにゃく なめこ だいこん ながねぎ バナナ
17日(木)	みそラーメン ヤクルト たこやき ミニトマト	ヤクルト ぶたひきにく たこ	ちゅうかめん こむぎこ あぶら	キャベツ あずきもやし にんじん メンマ きくらげ ながねぎ コーン ミニトマト
18日(金)	ごはん ぎゅうにゅう チキンステーキ きりぼしだいこんのにもの みそしる いちご	ぎゅうにゅう とりにく ぶたにく あぶらあげ	ごはん	トマト きりぼしだいこん にんじん いとこんにゃく しいたけ はくさい いちご
21日(月)	むぎごはん ぎゅうにゅう あじつけのり あかうおさいきょうやき もやしいため ぶたじる	ぎゅうにゅう のり あかうお ちくわ ぶたにく とうふ	ごはん じゃがいも	むぎ あずきもやし ぶなしめじ にんじん たまねぎ キャベツ ながねぎ
22日(火)	ごはん ぎゅうにゅう かぼちゃコロッケ ツナサラダ しらたまじる	ぎゅうにゅう ツナ ぶたにく あぶらあげ	ごはん しらたまもち じゃがいも こむぎこ パンこ あぶら マヨネーズ	かぼちゃ アスパラガス きゅうり ごぼう たけのこ だいこん にんじん ながねぎ
23日(水)	ごはん ぎゅうにゅう ぶたしょうがやき ひじきのにもの つみれじる	ぎゅうにゅう ぶたにく ひじき さつまあげ とりにく つみれ	ごはん	にんじん いとこんにゃく はくさい ながねぎ ごぼう
24日(木)	まめパン ぎゅうにゅう チーズオムレツ アーモンドあえ ワンタンスープ	ぎゅうにゅう うずらまめ たまご チーズ ぶたにく	パン アーモンド ワンタン	はくさい こまつな にんじん たまねぎ ながねぎ しいたけ
25日(金)	むぎとりごぼうごはん ぎゅうにゅう さばみそに たけのこいため みそしる	ぎゅうにゅう とりにく さば ちくわ あぶらあげ	ごはん	むぎ ごぼう にんじん たけのこ いとこんにゃく ピーマン キャベツ ちんげんさい
28日(月)	むぎごはん ぎゅうにゅう ふくじんづけ シーフードカレー ヨーグルト	ぎゅうにゅう とりにく えび いか ほたて だっしふんにゅう フルーツのヨーグルトあえ	ごはん じゃがいも	むぎ にんじん たまねぎ グリンピース ふくじんづけ パイナップル もも みかん なし こんにゃく
30日(水)	ごはん ぎゅうにゅう マスしおやき さといものそぼろに おやこに	ぎゅうにゅう マス ぶたひきにく とりにく とうふ たまご	ごはん さといも でんぷん	にんじん いとこんにゃく はくさい たまねぎ ながねぎ

みなさんもよく見る給食のこんだて表です。
このうちのピンクのしるしがついている食べものに卵が入っているのです。
ハムやかまぼこにも入っているなんて、知っていましたか？

食品表示

食べものの姿が変わって、見わけにくくなっているのは、お店で売っている食べものもいっしょです。では、どうやって見わければいいのでしょう？
じつは、お店で売っている食べものには、たいてい「食品表示」がついています。
見たことがある人はいますか？

● 食品表示を見てみよう！

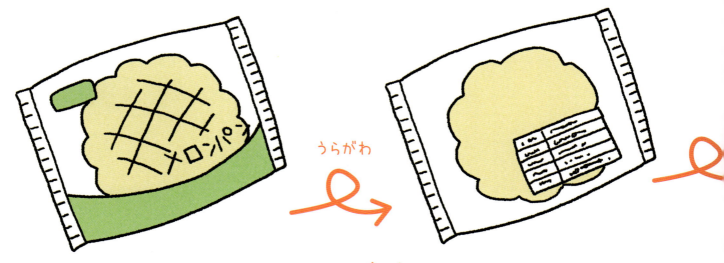

うらがわ

10〜11ページの食物アレルギーの原因になりやすい食べもののうち、赤い線でかこんであるグループの食べものが入っている場合は、「かならず食品表示する」と決まっています。
緑の線でかこんであるグループの食べものは、「なるべく表示すること」という決まりなので、書かれていることもあれば、書かれていないこともあります。

注意！

卵
マヨネーズ、かに玉、親子丼、オムレツ、目玉焼き、オムライスなどは、卵を使っているけれど、「卵」と書かれていないこともあります。

小麦
パンやうどんなどは、小麦を使っているけれど、「小麦」と書かれていないこともあります。

＊卵には

「たまご、鶏卵、タマゴ、玉子、エッグ、卵黄、卵白」などがあります。

＊乳には

「生乳、牛乳、加工乳、乳製品、バター、チーズ、ホエイパウダー、乳酸菌飲料」などがあります。

＊「含む」というのは

材料として使われているという意味です。

かく大！

名称	菓子パン
原材料名	小麦粉、マーガリン、レーズン、バター入りマーガリン、砂糖、卵、加工油脂、パン酵母、乳等を主要原料とする食品、食塩、ショートニング、発酵調味料、乳化剤、V.C、酸化防止剤（V.E）、香料、カロチノイド色素、（一部に卵・乳成分・小麦・大豆を含む）
内容量	6個
消費期限	表面に記載
保存方法	直射日光、、高温多湿を避けて保存してください
製造者	○○パン株式会社 〒○○○－××××　　△△市□□町…… ＊製造所固有記号は消費期限の下に記載

乳

生クリームやヨーグルト、アイスミルク、ラクトアイス、ミルク、乳糖などは、乳を使っているけれど、「乳」と書かれていないこともあります。

大豆

しょうゆ、みそ、なっとう、とうふ、あぶらあげ、あつあげ、豆乳などは、大豆を使っているけれど、「大豆」と書かれていないこともあります。

材料に、アレルギーの原因になりやすいものを使っているのに、箱などに書かなくてもいい食べものは、ほかにもあります。なにが入っているのか、くわしく知りたいときは、その食品をつくっている会社の「お客さま相談室」などに電話をすると、おしえてもらえます。

食べものを食べて「なんだかヘンだな」と感じたら

食物アレルギーの症状（8ページを見ましょう）は、原因になる食べものを食べると、出てきます。

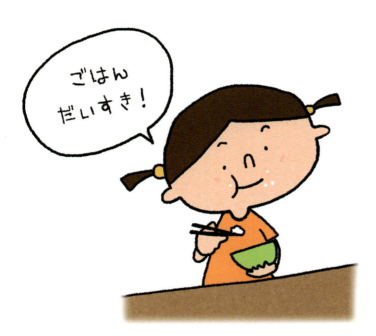

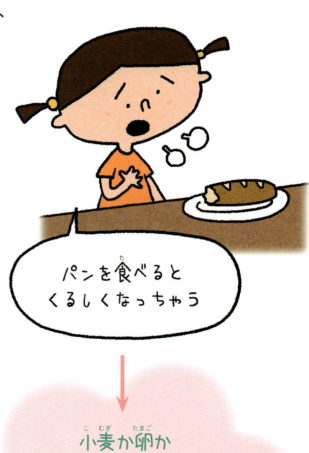

だったら、症状が出てしまう食べものを食べなければよさそうですが……体を成長させるため、元気な体をつくるためには、いろいろな食べものから栄養をとることがだいじ。
食べものを食べて8ページのような困った症状が出たら、まずお医者さんにいって、食べていいもの、悪いものを検査してもらいましょう。

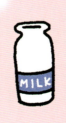
小麦か卵か牛乳か……どれが原因？
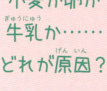

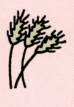

食べてはいけないものの決め方

「パンを食べたら、口のまわりに赤いポツポツが出た」場合

食べものを食べて
アレルギー症状が出たら、病院へいく

⬇

どんな食べものを食べると、
どんな症状が出るかを説明する

ほかの料理ではどうだったかなど、いろいろきかれるよ

⬇

アレルギーの検査をうける

- 血液検査をしたら、卵に反応が出た。
- 皮ふテスト（アレルゲンの入っている液体を皮ふにつけ、皮ふを針で軽くひっかく）をしたら、卵で赤くはれた。
- 食物経口負荷試験（アレルゲンかもしれないと思う食べものを、少しずつ食べて調べる）をしたら、卵でじんましんが出た。

卵のアレルギーがあることがわかる。

「たまごは✕ ほかは○K」

⬇

お医者さんが、食べていいものと食べてはいけないものを決める

＊血液検査などで、反応が出た食べものでも、食べられることもあります。
アレルギーの原因になる食べものでも、よく火をとおせば、食べてだいじょうぶなこともあります。
なにをどれくらい食べられるかは、お医者さんにききましょう。

生卵 ✕　ゆで卵 ○

アレルギーの症状が出てしまったら、どうすればいい？

症状が軽い場合

しばらくしずかに休んで、ようすを見ましょう。病院からもらった薬をもっていたら、薬をのみます。
学校にいるときだったら、先生に知らせて、保健室へ。1時間たっても、かゆみやじんましんがおさまらないときは、病院へいきましょう。

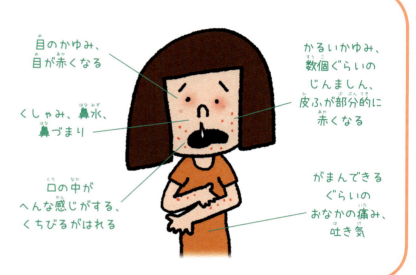

- 目のかゆみ、目が赤くなる
- くしゃみ、鼻水、鼻づまり
- 口の中がへんな感じがする、くちびるがはれる
- かるいかゆみ、数個ぐらいのじんましん、皮ふが部分的に赤くなる
- がまんできるぐらいのおなかの痛み、吐き気

症状が重い場合

すぐにおとなに知らせて、病院につれていってもらいます。病院からもらった薬をもっていて、のめそうであれば、薬をのみます。
学校にいるときだったら、先生に知らせて、保健室へ。むりをして、自分で歩いていかずに、先生におんぶしてもらうなどして、つれていってもらいましょう。
エピペン（22ページを見てください）を用意して、症状がひどくなっていかないか、ようすをよく見ます。

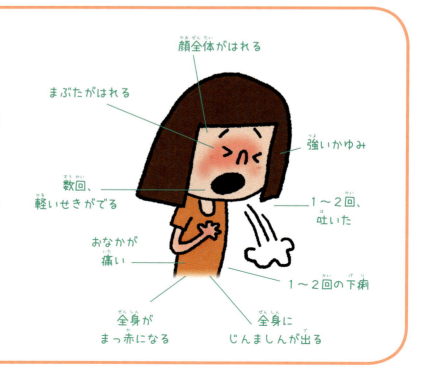

- 顔全体がはれる
- まぶたがはれる
- 数回、軽いせきがでる
- 強いかゆみ
- 1～2回、吐いた
- おなかが痛い
- 1～2回の下痢
- 全身がまっ赤になる
- 全身にじんましんが出る

アレルギーの原因になるものを、食べてしまうと、さまざまなアレルギー症状が出ます。
どこにどんな症状が出るか、出る症状が弱いか強いかなどは、人や場合によってちがいます。
症状が出ても、しばらく休んでいれば、おさまることもあります。
すぐに手当てをして、病院にいかないと命にかかわることもあります。

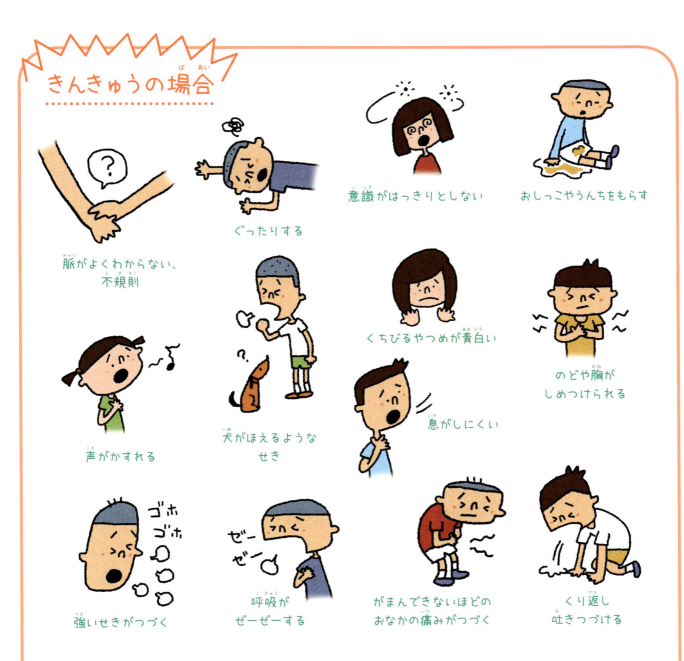

たいへん！アナフィラキシーだ！

19ページで説明したきんきゅうの症状が出たら、アナフィラキシーという、とても危険な状態です。まず、すぐに近くのおとなに知らせます。

アナフィラキシーをおこしたときは、絶対に体を動かさないこと。
「先生におんぶされて、保健室へいく」「吐きたい、おなかが痛いので、トイレにいく」のもダメです。その場所で、じっとしたままで救急車を待ちましょう。

まわりにいる人たちができること

★ おとなに知らせる
★ 救急車をよぶ

安全な姿勢にして、救急車をまつ
＊動かすと血の流れが変わって、一気に症状が悪くなることがあるので、絶対に動かさないように！

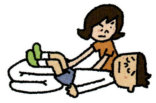

ぐったりしているとき→ あおむけで足を高くしてねかせる

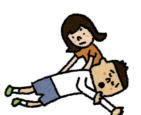

吐き気があったり、くりかえし吐くとき→ 体と顔を横むきにして、ねかせる

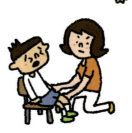

呼吸が苦しくて、あおむけにねころがれないとき→ 上半身をおこして、うしろによりかからせる

★ 救急車がくるまでのあいだ

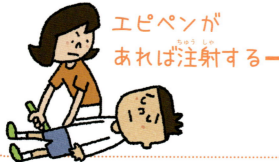

エピペンがあれば注射する→

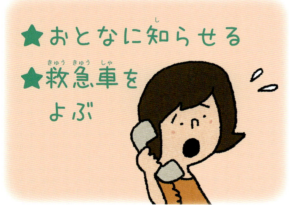
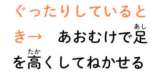

救急車のよび方

先生やおとなが近くにいるときは、おとなに電話してもらいましょう。
自分で電話をしなければならないときはあわてないように！

1 「１１９」をおす

2 救急だということを伝える

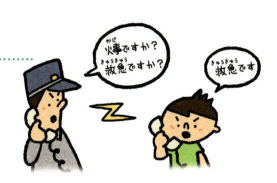

3 住所を伝える

※おちついて、住所をはっきりと伝えましょう
※住所がわからないときは…
・電信柱に町名が書かれていないか、見てみましょう
・近くにある小学校や図書館、公園、お店など、目印になるものをさがして、「●●小学校の正門の前にいます」「●●公園の水飲み場の近くです」などのように、できるだけくわしく説明しましょう
・近くにいるおとなに「ここの住所を教えてください」ときいてみましょう

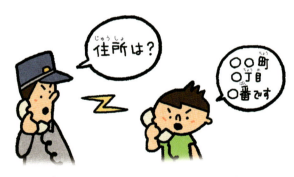

4 「いつ」「だれが」「どうしたのか」
「今は、どんな状態なのか」を伝える

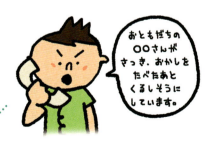

5 電話をしている人の名前と連絡先を伝える

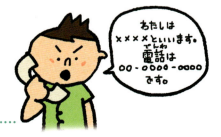

命を守るエピペン

アナフィラキシーがおこったら、エピペンをうちます。エピペンは、アレルギーの症状を軽くして、命を守ってくれる大切な薬です。
エピペンとはどんなものなのでしょう？

右の写真がエピペンです。エピペンとは、自分で注射する薬で、アナフィキラシーをおこすかもしれない人は、かならずもちあるきます。
どこにいくにもエピペンをもっていくのはたいへんなこと。でも、命を守るために必要なのです。
エピペンをもちあるいているお友だちがいても、それをからかったり、エピペンをいたずらするようなことはしてはいけません。

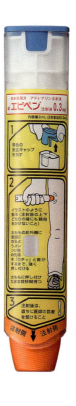

エピペンのだいじなルール

- 食物アレルギーがあって、エピペンをもっている子は、出かけるときはかならずもっていきます。
- エピペンをいれておく場所を、かならず決めておきます。
- アナフィラキシーがおこったら、まずおとなに知らせて、エピペンをもっていることを伝えます。
- じっさいにエピペンをうつときは、おとなにうってもらうことが多いです。ほかの人に、使い方を教えられるよう、練習しておきましょう。1週間に1回、練習できるといいですね。
- 必要のないときに、とりだしたり、見せびらかしたりするのはやめましょう。

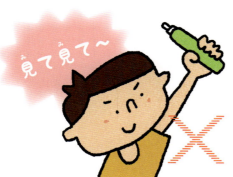

エピペンを使う？ 使わない？

19ページの症状が1つでもあったら、エピペンを使います。
「どうしよう、のみ薬をのめばだいじょうぶじゃないかな」「病院にいけばだいじょうぶじゃないかな」と思っても、使いましょう。
必要ではないときにエピペンを使っても、害はまったくありません。
勇気を出して、使ってください。

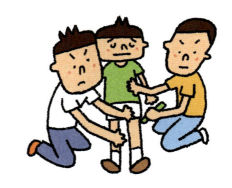

エピペンを使ったら、どうなるの？

・エピペンを体にさしたら……痛そうですか？
でも、じつは、そんなに痛くないのです。血液検査で、注射針をさすとき、ちくっとしますね。あのぐらいの痛みです。
・エピペンを使ったあとは、ちょっとどきどきします。でも、それだけ。あとは、アナフィラキシーのつらい症状がおさまっていきます。
・エピペンを使ったら、だいたい5分くらいできはじめます。でも、薬がきいているのは20分くらいです。（5分は、学校の授業と授業のあいだの休み時間の長さ。20分は中休みの長さです）。
だから、救急車をよぶのは忘れないように！

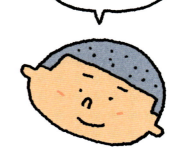

緊急時対応マニュアル

エピペンをもっている子は、エピペンが必要なときや使い方がのっているマニュアルもいっしょにもちあるきましょう。まわりにいる人は、マニュアルを見て対応できます。

※このマニュアルは病院や、環境再生保全機構のホームページで手に入ります。

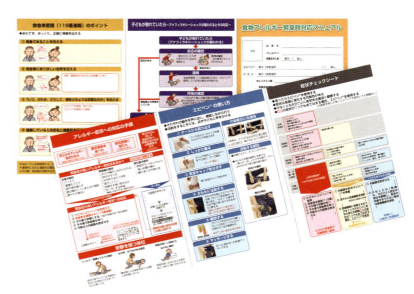

食物アレルギーの子が気をつけること

アレルギーの原因になるものは、食事やおやつとして口から入るだけではなく、肌にくっついたり、すいこんだりすることで、体の中に入ることもあります。

● アレルギーのある子は、こんなときも気をつけよう

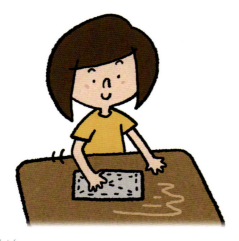

給食のあとかたづけをするとき
食べこぼしにさわったり、牛乳をふいたぞうきんにさわることで、アレルギー症状が出ることがあります。

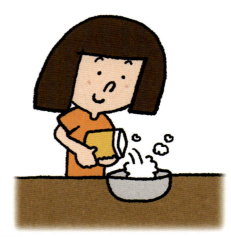

調理実習をするとき
材料にさわったり、すいこんだりすることで、アレルギー症状が出ることがあります。

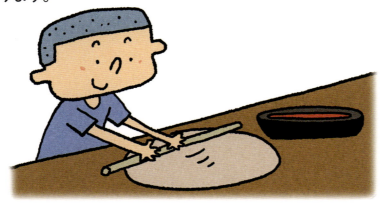

そば打ち体験など体験授業をするとき
材料にさわったり、すいこんだりすることで、アレルギー症状が出ることがあります。

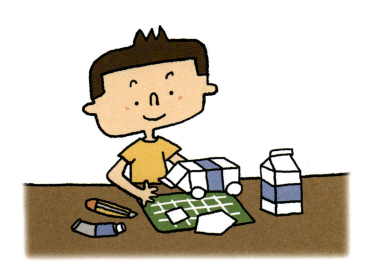

図工の時間

ねんどに小麦が入っていることがあります。牛乳パックなど、アレルギーの原因になるものが入っていた容器にさわることで、アレルギー症状が出ることがあります。

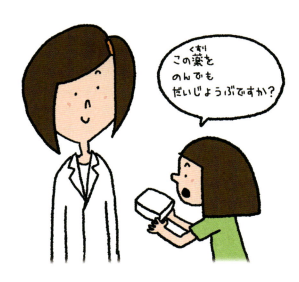

薬をのむとき

薬の中に、アレルギーの原因になるものが入っていることがあります。

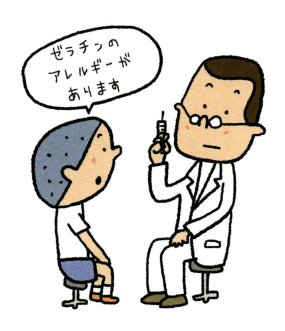

予防注射をうけるとき

予防注射で使う薬の中に、アレルギーの原因になるものが入っていることがあります。

食物アレルギー緊急時カードをもちあるこう

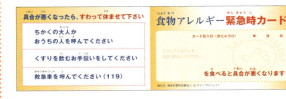

学校帰り、校外学習、旅行など、家や学校の外にいるときに、アレルギー症状が出ることもあります。まわりの人に助けてもらえるように、出かけるときは「食物アレルギー緊急時カード」をもっていきましょう。

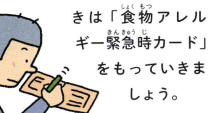

お友だちが食物アレルギーだったら…

● アレルギーの原因になる食べものを、うっかり食べないよう、いっしょに気をつけてあげよう

食物アレルギーがある子は、ほんの少しの量でも、アレルギーの原因になる食べものが体の中に入ると、つらいアレルギー症状が出ます。だから毎日の生活の中で、アレルギーの原因になるものを食べたり、すいこんだり、さわったりしないよう、とても気をつけています。

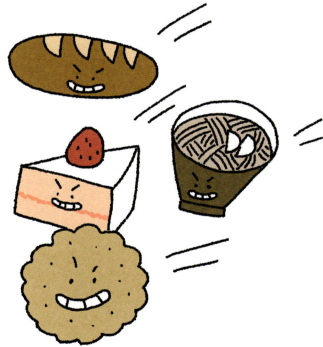

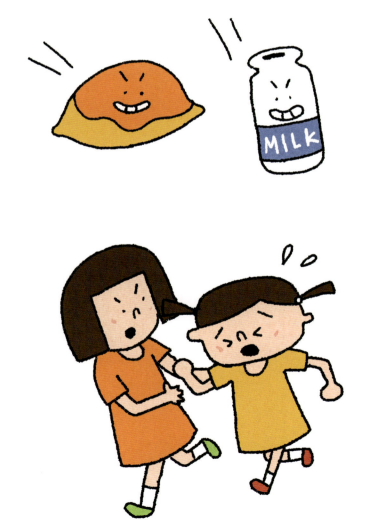

お友だちにアレルギーがあったら、「どんな食べものにアレルギーがあるのか」をきいて、たとえば、牛乳アレルギーだったら、給食のかたづけのとき牛乳にさわらないようにしてあげるなど、いっしょに気をつけてあげられるといいですね。

● あじみや、おかわりを無理にすすめない

食物アレルギーのある子は、みんなと同じ給食を食べられないことがあります。
給食のおかわりをするときなどは、食べてよいものかどうか、みんなでかくにんするようにしましょう。
アレルギーの原因になる食べものが、食物アレルギーのある子の体の中に入ると、命にかかわることもあります。
まわりの子が親切な気持ちですすめたおかわりのせいで、とりかえしのつかないことになる心配もあります。
アレルギーのある子が、「食べられるものかどうか、わからない」、「どうしようかな」と迷っていたら、絶対に無理にすすめないこと！

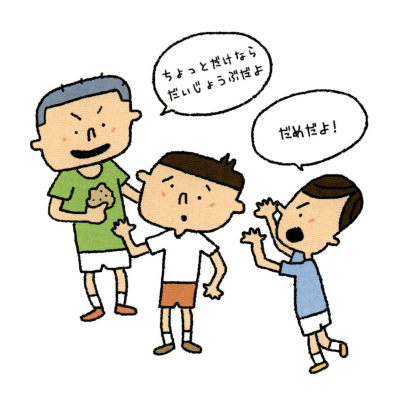

● こんなときは、おとなにかくにん！「わからない」ときは、無理にすすめない

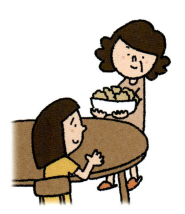
●よその家にあそびにいって、おやつをもらうとき

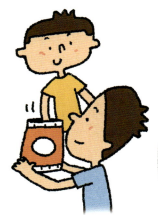
●友だちどうしで、おかしのこうかんをするとき

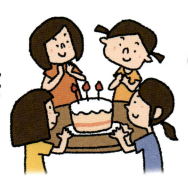
●お誕生日会などで、よその家でごはんを食べるとき

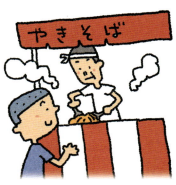
●おまつり、バザーなど、家の外でなにかを食べるとき

アレルギーQ&A

食物アレルギーでよくある質問をまとめました。

Q 食物アレルギーは、おとなになったら、なおるってホント？

A アレルギー症状が出なくなることもあります

食べものが原因になる食物アレルギーは、胃や腸などの消化器や免疫のしくみがまだきちんと発達していない、赤ちゃんから幼稚園ぐらいまでの子ども（乳幼児）のときに多い病気です。ですから、胃や腸が発達して、免疫のしくみがしっかりとしてくると、アレルギー症状が出にくくなります。でも、「卵、牛乳、小麦を食べてもアレルギー症状は出なくなったけれど、そばやえび、ピーナッツを食べるとアレルギーが出る」など、小さなころとは別の食べものが原因になって、アレルギーが出るようになることもあります。

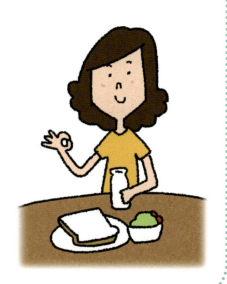

Q アップルパイは平気なのに、どうしてりんごを食べたら口の中がピリピリするの？

A 花粉のアレルギーがあり、花粉とにた成分が入っているものを食べると症状が出ます

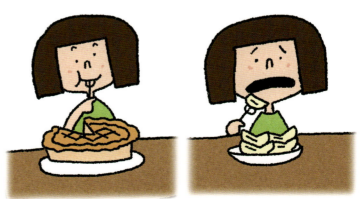

Q 給食のあとの体育の授業中にぐあいがわるくなったのはどうして？

A 食べもの ＋ 運動で、アレルギー症状が出ることがあります

なにかを食べただけでは、アレルギー症状が出ないけれど、「ある決まった食べものを食べる」＋「はげしい運動をする」と、とつぜんアナフィラキシーが出ることがあります。これを「食物依存性運動誘発アナフィラキシー」といいます。アナフィラキシーが出やすい食べものは小麦、えびなどですが、そば、魚介類、くだもの、野菜など、さまざまなものが原因になります。

給食のあとの体育の授業など、なにかを食べて2時間以内に、運動をしていて、体がかゆくなったり、じんましんが出たりしたら、すぐに運動をやめて、先生やおとなに知らせ、保健室でしずかにして、ようすを見ます。

息苦しくなる、くちびるやつめが青白くなるなど、アナフィラキシー（19ページを見てください）の症状が出たら、すぐにエピペンを注射して、救急車をよびましょう。

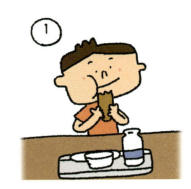
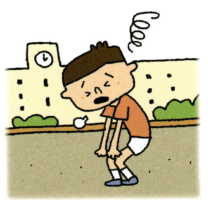

くだものや野菜を食べたあと、口の中がピリピリしたり、かゆくなったり、くちびるがはれたりすることがあります。これを「口腔アレルギー症候群」といいます。口腔アレルギー症候群がある人は、シラカンバやハンノキなどの花粉にアレルギーがあります。
そしてくだものや野菜の中に、アレルギーをおこす花粉とにた成分が入っているため、アレルギー症状が出てしまうのです。
口腔アレルギーをおこしやすい食べものはりんご、もも、さくらんぼ、なし、いちご、メロン、スイカ、セロリ、にんじん、トマトなど。症状が出たくだものや野菜は、食べないようにしましょう。
アップルパイはつくるときに、りんごに熱をくわえます。食べものに熱をくわえると、アレルギーをおこす成分がこわれるので、症状が出ないのです。

おかあさん＆おとうさん、学校の先生など、おとなのみなさんへ

食事療法は医師の指導のもと、おこないましょう

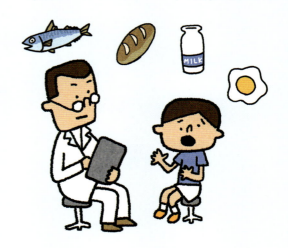

同じ子でも年齢によって食事療法は異なります

　アレルギー症状をおこさないようにするには、アレルゲンと接触する機会をへらすのが基本です。ですからアレルギーの原因となる食物を食べないようにするのが、食物アレルギー治療の原則です。しかし食物アレルギーの場合、他のアレルギーと異なる点がいくつかあります。

　たとえば、検査をするといろいろな食べものに対して、IgE抗体が陽性と出る人がいますが、陽性の食べものを食べても症状が出ないことがあります。

　またIgE抗体は比較的大きなタンパク質に反応して、小さく消化されたものには反応しません。ですから子どもが成長して消化力がつき、タンパク質を上手に分解できるようになれば、アレルギー反応がおきにくくなったり、出なくなったりすることがあります。

　アレルギー症状が出ないぐらいの量を安全な範囲で増やしながら毎日食べていると、アレルギーを治す免疫が働いて、その食べものを普通に食べても症状が出なくなることもあります。さらに生卵よりゆで卵のほうが症状は出にくいなど、食べものによっては、調理の仕方で症状の出方が変わることもあります。

　ですから何を食べさせてはいけないか、あるいはどのような食べものはOKかなど、その子どもによって違いますし、同じ子どもでも年齢などによって違ってきます。食事療法をするときは、必ず医師の指導をうけましょう。

学校生活管理指導表を提出。緊急カードもあると安心

　学校生活では、誤ってアレルギーをおこす原因になるものを食べたり触れたりしないよう十分に注意しなければいけません。そのためにあるのが学校生活管理指導表です。

　学校生活管理指導表は保護者が学校に提出しますが、必要事項はかかりつけの医師に記入してもらいます。この学校生活管理指導表をもとに、学校と保護者で学校生活でどんなことに気をつけるべきか、緊急時はどうするかなどの対応をしっかりと話しあっておきましょう。

学校生活管理指導表

日本学校保健会のホームページからダウンロードできます。

必要なところを医師に記入してもらい、保護者が学校に提出します。

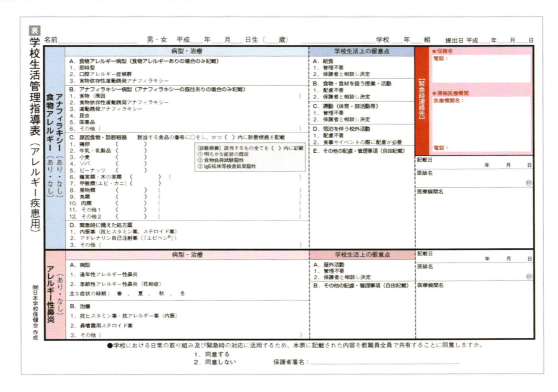

アレルギーについてもっと知りたいとき

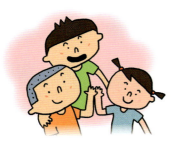

アレルギーに関するさまざまな情報は、インターネットで手に入ります。

日本学校保健会

http://www.gakkohoken.jp/books/archives/51
「学校のアレルギー疾患に対する取り組みガイドライン」（平成20年発行）

文部科学省

http://www.mext.go.jp/a_menu/sports/syokuiku/1355536.htm
「学校給食における食物アレルギー対応指針」
「学校におけるアレルギー疾患の基本的な考え方」（映像資料）
「食物アレルギーに関する基礎知識」（映像資料）
「学校生活の留意点」（映像資料）
「緊急時対応」（映像資料）　　　　　　　　　　　（平成27年発行）

独立行政法人環境再生保全機構

https://www.erca.go.jp/
「小児ぜん息等アレルギー疾患eラーニング学習支援ツール」
「よくわかる食物アレルギー対応ガイドブック2014」　　（平成26年発行）

監修 赤澤晃（あかさわ あきら）

小児科医。医学博士。東京都立小児総合医療センター アレルギー科部長。東京慈恵会医科大学卒。国立小児病院（現・国立成育医療研究センター）勤務、平成5〜7年米国食品医薬品局（FDA）派遣研究者、国立小児病院小児医療センターアレルギー研究室長、同アレルギー科医長、国立成育医療センター教育・研修部長、総合診療部小児期診療科医長を経て、現職に至る。
日本アレルギー学会指導医、日本小児科学会専門医。「日本ラテックスアレルギー研究会」代表。著書に『正しく知ろう 子どものアトピー性皮膚炎』（朝日出版社）など。

構成・編集 益子育代（ますこ いくよ）

東京都立小児総合医療センター看護部 アレルギーエデュケーター。群馬大学医療技術短期大学看護学科卒業。群馬大学医学部附属病院にて勤務後、看護教員として経験を積んだのち、1998年筑波大学体育修士（健康教育）修了。群馬県立県民健康科学大学講師、国立成育医療センター（旧国立小児病院）アレルギー科などを経て、2010年より現職に至る。医療現場の最前線で小児アレルギー患者を指導する傍ら、小児アレルギーエデュケーターとして、幅広く講演活動をおこなう。

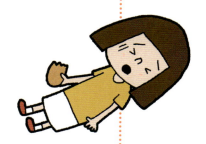

絵 見杉宗則（みすぎ ひろのり）

イラストレーター。日本児童出版美術家連盟会員。大阪芸術大学芸術学部美術学科卒業。デザイン事務所を経て、2001年よりフリーランスのイラストレーターに。広告、カレンダー、教科書、幼児向け書籍など、幅広い分野で活躍、高い評価を得る。主な著書に、『どうぶつむらのうんどうかい』（ゴマ・ブックス）『アルルおばさんのすきなこと』（国土社）など。

おうちで学校で役にたつ
アレルギーの本❷

食べものと アレルギー

2017年2月28日　第1版第1刷発行
2021年3月20日　　　　　第2刷発行

監修…赤澤晃
編集協力…植田晴美
ブックデザイン・本文レイアウト…鈴木恵美
発行所…WAVE出版
　　　〒102-0074
　　　東京都千代田区九段南4-7-15
　　　TEL 03-3261-3713
　　　FAX 03-3261-3823
　　　振替　00100-7-366376
　　　E-mail：info@wave-publishers.co.jp
　　　http://www.wave-publishers.co.jp
印刷・製本…図書印刷株式会社

Copyright ©Wave Publishers Co.,Ltd.
Printed in Japan

NDC493 32p 28cm ISBN978-4-87290-895-4

落丁・乱丁本は小社送料負担にてお取りかえいたします。本書の一部、あるいは全部を無断で複写・複製することは、法律で認められた場合を除き、禁じられています。また、購入者以外の第三者によるデジタル化はいかなる場合でも一切認められませんので、ご注意ください。

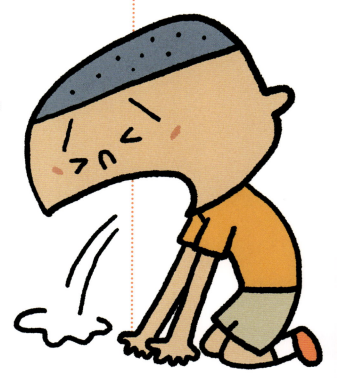